Rinascita del cuore

Guida al Recupero Post-Intervento
Cardiochirurgico per Pazienti e Familiari

Di giangiacomo carta

© giangiacomo carta

A Mary

*"Noi come personale sanitario
possiamo fare il 50% , l'altro 50%
della tua guarigione spetta a te"*

Introduzione

Se stai leggendo questo libro, molto probabilmente nella tua vita o quella di un tuo caro si è verificato un incontro col mondo della cardiochirurgia.

Lavoro come cardiochirurgo da molti anni ormai, e la nascita di questo libro deriva da una esigenza che è cresciuta, lentamente ma inesorabilmente. Il mondo della cardiochirurgia, come in generale il mondo della medicina, è sotto costante evoluzione e studio, ricerca e innovazione, con continui progressi. Tutti questi sforzi sono dedicati alla fase di diagnosi, di prevenzione, di trattamento delle malattie cardiovascolari che sono la causa più frequente nel mondo di mortalità e malattia. Bene, l'esigenza che è nata è stata quella di cercare di "coprire" anche la fase post intervento. Sappiamo tantissimo su fattori di rischio, su prevenzione, sulle malattie e come diagnosticarle, su come trattarle, sia con farmaci che con tecniche chirurgiche sempre più all'avanguardia, e siamo in grado di proporre e spiegare dettagliatamente a un paziente tutto questo. C'è quindi un grande supporto all'inizio di questo viaggio che letteralmente cambia la vita. Si va incontro all'intervento, e dopo l'intervento inizia la fase di recupero. Anche in questa fase si viene assistiti, soprattutto nei primi giorni o settimane, e gradualmente si torna a una vita normale. Questo è il punto. Si parla di una vita normale, ma qual è la vita normale per chi percorre questo viaggio? Non vi è forse un "prima" e un "dopo" l'intervento cardiochirurgo?

Dico sempre alle persone che poi si affideranno a me per l'intervento che noi, intesi come equipe sanitaria, copriamo il 50% del processo di guarigione, e che la restante metà è necessariamente personale e soggettiva: non vi può essere una guarigione vera senza la simbiosi tra le due componenti.

Lo scopo che mi prefiggo è di accompagnarti nel tuo viaggio verso la guarigione, che sia tua o di un tuo caro. Attraverso questo libro, spero di fornirti le informazioni, gli spunti e gli strumenti necessari per affrontare con successo questa sfida e ritrovare la salute e la felicità che meriti.

1. *Introduzione al Recupero Post-Intervento Cardiochirurgico*

Caro lettore o lettrice, voglio innanzitutto congratularmi con te per aver affrontato con coraggio un intervento cardiochirurgico, che si tratti di te in prima persona o di un tuo caro. Probabilmente penserai che è relativamente facile avere coraggio se in realtà non si ha scelta, ma ti assicuro che il coraggio ci vuole. Chi si trova di fronte a questo enorme passo da compiere sa bene che ci sono mille ostacoli, mille problemi e dubbi che sembrano moltiplicarsi ogni minuto. Ci si preoccupa innanzitutto della propria sorte, perché chiunque ha la consapevolezza che un intervento al cuore, per quanto eseguito alla perfezione con tecniche e strumentazioni all'avanguardia, è pur sempre un intervento al cuore e, diciamolo chiaramente, si può morire. Molto spesso la paura non è neanche rivolta verso sé stessi. Ciò che più preoccupa è la responsabilità verso i propri cari, un senso di responsabilità che sovrasta la paura ancestrale dell'autoconservazione. " se non esco dalla sala operatoria chi baderà a mio marito / mia moglie / miei figli? " oppure " ho vissuto la mia vita, l'unica cosa che mi importa è che non voglio che i miei familiari soffrano per me ", o ancora " l'importante è che io non diventi un peso per i miei cari ". Queste sono solo alcune delle frasi che sento spesso, e ogni volta mi colpiscono nel profondo.

Queste reazioni sono strettamente personali, e dipendono dal vissuto e dal carattere che ognuno di noi ha: non c'è un modo giusto o sbagliato a prescindere.

Una volta ero assieme a un collega, e stavamo parlando e spiegando l'intervento e il decorso successivo a un signore che doveva essere operato il giorno seguente, in presenza dei familiari. Mi colpì una frase, che il collega rivolse ai familiari.

" Per il signor X domani sarà il giorno più importante della sua vita "

Credo che questa frase racchiuda tutto il senso di questo percorso.

Se stai leggendo questo libro, significa che vuoi sentirti in grado di iniziare il tuo percorso di recupero e che vuoi sapere come affrontarlo al meglio. Questo capitolo ti fornirà una panoramica di ciò che ti aspetta e ti aiuterà a comprendere l'importanza del supporto dei tuoi cari in questo viaggio.

Un intervento cardiochirurgico è un'operazione che viene eseguita sul cuore o sui vasi sanguigni per trattare diverse malattie cardiache. Come già detto in precedenza, non è lo scopo di questo libro descrivere o parlare nel dettaglio della tipologia di interventi, delle particolarità tecniche o altro. Probabilmente ti sarà già stato spiegato nel dettaglio il tipo di intervento che hai affrontato o a cui andrai incontro. Ogni intervento ha obiettivi e procedure specifiche, ma tutti hanno lo scopo di migliorare la tua salute e la qualità della tua vita.

Inizieremo questo viaggio insieme dal momento immediatamente successivo all'intervento, che parte dal momento in cui ti sveglierai nel letto della Cardioanestesia, un reparto di Rianimazione superspecialistico dedicato ai pazienti sottoposti a intervento cardiochirurgico. Una volta superato lo scoglio dell'intervento vero e proprio, quel 50% a carico dell'equipe che ti ha trattato, inizia la tua parte.

Il processo di guarigione dopo un intervento cardiochirurgico può essere lungo e impegnativo, ma è importante ricordare che non si è soli. Ogni fase del recupero ti avvicina al tuo obiettivo di ritrovare la salute e il benessere. Durante questo percorso, potresti affrontare sfide fisiche, mentali ed emotive, ma con il tempo e il supporto adeguato, supererai queste difficoltà e ti sentirai più forte di prima.

In questo momento probabilmente ti sentirai di dover affrontare tutto questo in solitudine, in un turbinio di emozioni, paure, difficoltà che credi nessun altro possa capire. Ricordati invece che il sostegno dei tuoi familiari e amici è fondamentale. Loro possono aiutarti a gestire le tue emozioni, incoraggiarti a seguire le raccomandazioni mediche e offrirti conforto quando ne hai bisogno. Non esitare a condividere con loro le tue paure, le tue preoccupazioni e i tuoi successi. Ricorda che il loro amore e il loro sostegno possono fare la differenza nel tuo percorso di guarigione.

In conclusione, il recupero post-intervento cardiochirurgico è un viaggio che richiede pazienza, determinazione e supporto. Nei capitoli successivi cercherò di affrontare i diversi aspetti di questo processo, e di fornirti suggerimenti e strumenti che ti tornino utili in questo viaggio.

2. Il Percorso Fisico del Recupero

In questo capitolo parleremo di come recuperare la tua salute fisica dopo l'operazione, quali sono le fasi del recupero, quali sono le difficoltà che potresti incontrare e come superarle.

Le fasi del recupero fisico variano da persona a persona, a seconda della gravità della condizione cardiaca, del tipo di intervento e delle caratteristiche individuali. Età, condizioni generali, autonomia prima dell'intervento, altre malattie associate, sono tutti fattori che giocano un ruolo nel processo di recupero fisico. Tuttavia, in generale, possiamo distinguere due fasi principali: il recupero in ospedale e il recupero a casa.

Il recupero in ospedale inizia subito dopo l'intervento e dura fino alla dimissione. In questa fase, riceverai cure mediche e monitoraggio costante da parte del personale sanitario. Ti verranno costantemente controllati i parametri vitali, verranno medicate le ferite e verranno gestite le eventuali complicazioni. Inoltre riceverai aiuto nel riprendere gradualmente le attività quotidiane, come alzarti dal letto, camminare, fare la doccia, e in generale tornare ad avere completa autonomia nella cura della tua persona. Una volta raggiunta tale autonomia, andrai incontro alla dimissione. Probabilmente ti sentirai ancora molto fragile, avrai paura di lasciare un ambiente protetto, ma devi sapere che restare in ospedale non ti aiuterebbe in questa fase, ma anzi potrebbe diventare controproducente.

Il recupero a casa inizia dopo la dimissione e dura fino alla completa guarigione. In questa fase, dovrai seguire le istruzioni che ti son state fornite dai medici e prenderti cura della tua persona. Alla dimissione riceverai tutte le informazioni che ti serviranno per affrontare al meglio questo periodo. Dovrai assumere i farmaci prescritti, evitare sforzi eccessivi e seguire un programma di riabilitazione e fisioterapia.

Durante il recupero, potresti sperimentare dolore e altri sintomi, come gonfiore, affaticamento, palpitazioni o depressione. Non preoccuparti, è normale. Il tuo medico ti prescriverà farmaci per alleviare il dolore e ti darà consigli su come gestire eventuali disagi. Ricorda di seguire attentamente le indicazioni dei medici e di comunicare con loro se hai domande o preoccupazioni.

La riabilitazione e la fisioterapia sono componenti fondamentali del tuo recupero. Attraverso esercizi specifici e personalizzati, migliorerai la tua forza, la tua resistenza e la tua funzione cardiaca. É un aspetto molto importante: spesso si ha paura di affaticare il cuore, che ha subito un recente intervento, e si tende a muoversi il meno possibile. In realtà il cuore "si riabilita da solo", assecondando le richieste dettate dal movimento che facciamo. Per questo più ci si muove, chiaramente con buonsenso, più il cuore riacquista forza. La riabilitazione può essere svolta in un centro specializzato o a casa, volendo con l'aiuto di un fisioterapista. Alla dimissione ti verranno date tutte le indicazioni sul percorso migliore disponibile per te.

È importante che tu sia paziente e costante.

È importante che tu sia paziente e costante nel seguire il programma di riabilitazione, poiché i progressi possono essere lenti ma costanti. Andrai incontro a giorni in cui non avrai voglia di metterti in gioco, e ti sembrerà uno sforzo immane fare gli esercizi, ma ricordati che questa è la tua missione adesso, e che i tuoi sforzi porteranno i loro frutti.

Infine, la nutrizione e la dieta sono essenziali per il tuo recupero e per mantenere la tua salute e quella del tuo cuore a lungo termine. Il tuo medico o un dietista ti consiglieranno su quali alimenti includere nella tua dieta e quali evitare, ma già col buon senso puoi intuire cosa ti fa bene e cosa non ti aiuta. Seguire una dieta sana ed equilibrata ti aiuterà a sentirti meglio e a prevenire ulteriori problemi cardiaci. Alcune regole generali sono quelle come già detto del buon senso: limitare il sale, lo zucchero e i grassi; preferire frutta, verdura, cereali integrali e proteine magre; bere molta acqua; evitare alcol e fumo.

Ricorda, il percorso del recupero fisico richiede tempo, impegno e pazienza. Ma con il sostegno dei tuoi cari e l'aiuto dei professionisti sanitari, supererai queste sfide e ti avvicinerai sempre di più alla piena guarigione.

La tua pagina

3. Il Viaggio Mentale ed Emozionale

Nel pensare di affrontare un intervento al cuore, o comunque un grosso intervento chirurgico, molto spesso l'attenzione maggiore viene riposta sull'aspetto puramente fisico, sui parametri clinici, e sul recupero e ritorno a una autonomia fisica. Questo vale sia per gli "addetti ai lavori", il personale sanitario, sia per i parenti e gli amici di chi va incontro all'intervento. Verosimilmente questo accade perché si tratta degli aspetti che possiamo misurare meglio, che sono più evidenti ad un osservatore esterno. Non significa che la componente mentale o emozionale venga ignorata, ma probabilmente viene messa quasi in secondo piano, contando sul fatto che il recupero fisico poi porti con sé un recupero automatico della sfera mentale e emozionale. Spesso neanche chi in prima persona si sottopone all'intervento è consapevole che il recupero dopo un intervento cardiochirurgico non riguarda solo il corpo, ma anche la mente e le emozioni. In questo capitolo, esploreremo come affrontare le sfide mentali ed emotive che potresti incontrare lungo il percorso e come migliorare la tua qualità di vita.

Il carico emozionale inizia a farsi pesante già dal momento della diagnosi, e la mente inizia il suo costante e logorante lavoro di analisi di tutti i pro e contro della malattia, della procedura, dei cambiamenti inevitabili a cui si andrà incontro, delle cose da sistemare, e mille altre cose. L'attesa viene spesso vissuta con ansia, in un costante logorio, sentendo una sorta di spada di Damocle sopra la propria testa che non si vede l'ora di levare. O all'opposto, si fa strada la paura, per cui si cercano tutte le scuse per posticipare il più possibile l'intervento. Ognuno reagisce a modo suo. Il nucleo familiare, e la cerchia di persone vicine, sono comunque coinvolti in questo processo, reagendo a loro volta in maniera variabile a seconda della propria consapevolezza. Ci sarà chi tratterà il proprio caro con i guanti, cercando di metterlo in una bolla di vetro per proteggerlo e allo stesso tempo si farà portabandiera della battaglia contro la malattia, cercando il modo migliore per affrontarla, il centro migliore dove eseguire l'intervento, il posto dove ricevere le cure migliori. E ci sarà chi tratterà la problematica come una sorta di tabù, non parlandone, vivendo la vita di tutti i giorni come che non sia cambiato niente, attaccandosi ai vari "dai oggi non va così male, si può aspettare". Il logorio e l'ansia dell'attesa ci sono comunque, solo che in questo caso si cerca di non esternarli, o meglio di non farlo in maniera esplicita.

Tutto questo avviene quando la diagnosi permette comunque un tempo di attesa, durante il quale si ha il tempo di programmare l'intervento e di prepararsi per affrontarlo nelle migliori condizioni possibili. Chiaramente nel caso di malattia estremamente grave che richieda un intervento in emergenza tutto questo processo viene meno, o comunque viene concentrato in poche ore. È come essere investiti da un treno, un evento totalmente inatteso che travolge ma paradossalmente lascia meno tempo alla mente di fare i suoi viaggi.

Arriva poi la chiamata per il ricovero, l'intervento è stato programmato. Magari ci si è preparati a lungo per questo momento, ma quando arriva non si è mai pronti del tutto. Anche quando si è organizzata la propria vita, e quella dei propri cari, cercando di non "lasciare questioni aperte", la maggior parte delle volte il lavoro viene fatto sulle questioni esterne, più controllabili e programmabili, come lavoro, questioni burocratiche, organizzazione della vita di tutti i giorni. E poi invece si scopre che il maggior peso è quello emozionale e mentale. Si mettono in moto i meccanismi di difesa legati alla paura, perché comunque si tratta di un intervento al cuore, e non c'è modo di sottovalutare con sincerità la sensazione di fragilità che questo comporta.

Anche se la maggior parte delle volte chi va incontro all'intervento dice di non avere paura, di accettare qualunque cosa riservi il futuro, nel profondo vi è una paura ancestrale, perché quella giornata sarà comunque spartiacque, e qualunque cosa succeda il giorno dell'intervento ci sarà sempre un prima e un dopo.

Non è solo paura di morire, ma anche di affidarsi completamente e di esporre tutta la propria fragilità

Non è infatti paura solo di morire, ma è anche quella di affidarsi completamente e di esporre tutta la propria fragilità, con la consapevolezza che l'intervento e tutto ciò che vi ruota attorno cambierà in modo indiscutibile la vita per come era stata costruita e organizzata. Il personale sanitario racconterà che l'intervento si fa per tornare a una vita perfettamente normale, per guarire completamente. Questo è corretto, ma solo in parte. Se si guarda alla parte prettamente fisica questa considerazione è giustissima, dopo un intervento cardiochirurgico la maggior parte delle volte il problema cardiaco viene risolto, con quindi guarigione tecnicamente completa. Ma dal punto di vista emozionale, mentale, la vita cambia. Cambiano le scale di priorità, cambia il valore dato ai rapporti con le persone, cambia il rapporto con sé stessi. A volte ci si sente traditi dal proprio corpo e la sensazione di fragilità diventa perenne. Altre volte invece si è orgogliosi di sé stessi e della propria forza per aver attraversato un evento così importante ed esserne usciti. In ogni caso non sarà mai più come prima, ma d'altronde sarebbe impossibile.

Queste emozioni sono comuni, e comprensibili, e fanno parte del viaggio. È importante considerarle, e affrontarle con i mezzi che si hanno a disposizione, con l'aiuto dei propri cari, dei medici, dei terapeuti. Non è utile vergognarsi, chiudersi in sé stessi, cercare di soffocare o nascondere queste emozioni, perché sarà una lotta destinata al fallimento. Questo vale sia per chi si sottopone all'intervento in prima persona, sia per i familiari e le persone vicine. La resilienza e la capacità di adattamento nell'affrontare queste questioni è fondamentale tanto quanto l'atto chirurgico nel processo di guarigione.

Se ne hai conoscenza, prova a praticare tecniche di rilassamento, come esercizi di respirazione consapevole, meditazione, esercizio fisico moderato, o qualunque cosa ti possa aiutare a ridurre lo stress e a calmare la mente (che inevitabilmente farà i suoi voli pindarici), in modo da rimanere il più possibile stabile nel momento presente. In questa fase diventa fondamentale la condivisione di queste emozioni e paure, e il mantenere un atteggiamento positivo col sostegno e l'incoraggiamento di familiari e amici. Non ci si deve giudicare duramente, ma essere gentili con sé stessi.

In conclusione, il recupero post-intervento cardiochirurgico è un viaggio che coinvolge non solo il corpo, ma anche la mente e le emozioni, e questi tre fattori sono legati indissolubilmente, influenzandosi a vicenda. Attraverso questo capitolo, spero di averti fornito alcuni suggerimenti utili per affrontare le sfide mentali ed emotive che potresti incontrare e per migliorare la tua qualità di vita.

La tua pagina

4. La Sfera Spirituale e la Guarigione

Ora affronteremo un aspetto molto importante del percorso, ma che solitamente non viene preso in considerazione, e viene completamente ignorata la sua importanza. La guarigione spirituale è un aspetto importante del recupero che può offrire conforto e forza durante questo difficile periodo. In questo capitolo, parleremo di come la spiritualità può aiutarti nel tuo percorso di guarigione e di come puoi coltivare una connessione più profonda con te stesso e con gli altri.

La spiritualità può assumere molte forme, dalle credenze religiose alle pratiche meditative, spaziando per la musica, l'arte, la contemplazione della natura.

Nel pensiero comune l'aspetto spirituale viene solitamente considerato un settore a parte, una sorta di orpello che ognuno di noi può avere o no senza che ci siano grosse differenze nella vita di tutti i giorni. In realtà è un aspetto della nostra vita che è profondamente intrecciato con l'aspetto mentale, che più facilmente tutti noi riconosciamo come fondamentale nella vita di tutti i giorni.

Se hai familiarità con qualche pratica spirituale, intesa come ho detto precedentemente non solo come una credenza religiosa, o una pratica meditativa, ma come contemplazione della natura o di un'opera d'arte, ammetterai che quando ti immergi in queste pratiche sembra che la mente si "spenga", si rilassi. Se ci pensi le diverse religioni, con le proprie regole e consigli, mirano ad offrire alla mente un percorso definito, una strada sicura che evita alla mente stessa di errare un po' a caso in preda all'ansia, dandole la possibilità di rilassarsi. Se ascolti la musica che ti piace, o guardi un dipinto o una scultura che ti affascinano, succede la stessa cosa: la tua mente si rilassa, smette di creare mille pensieri al minuto e di essere sovrastante, diventa una sorta di rumore di sottofondo che non è più così fastidioso.

Esiste una massima di saggezza orientale che mi ha affascinato moltissimo la prima volta che l'ho sentita, e dice più o meno questo:

Fa' che la tua mente abbia la porta principale aperta, e la porta del retro ugualmente aperta. Fai entrare i pensieri, non opporti, e allo stesso modo falli uscire con facilità. Ma non servire loro il tè quando sono dentro.

Personalmente son sempre rimasto affascinato dalle culture orientali, e da come vi è una sorta di calma in queste persone, una coscienza che la mente è uno strumento a nostra disposizione e non il capo supremo che dobbiamo seguire in ogni capriccio.

Nel mio percorso di conoscenza ho trovato diversi consigli, che apparentemente sono molto astratti ma in realtà si adattano perfettamente alla vita di tutti i giorni, e te li voglio condividere. Immagina che siano consigli su come vivere meglio questo percorso che stai affrontando.

Il primo consiglio è di pensare al momento presente, e di affrontare le sfide che sono presenti in questo momento. Il passato è passato, non lo puoi modificare. Non sto dicendo che non è importante, il passato è quello che ci ha portato a essere quello che siamo oggi. Ma non lo puoi modificare, non puoi intervenire. La stessa cosa vale per il futuro: non c'è ancora e non puoi intervenire direttamente su di esso. Chiaramente ciò non significa non avere programmi e progetti per il futuro, ma se ci pensi le tue azioni si svolgono nel presente, per costruire il tuo futuro. Per questi motivi devi concentrarti sul momento presente, l'unico momento in cui puoi intervenire realmente. Orienta i tuoi pensieri e le tue azioni al momento presente, concentrati su questo. Solo per oggi.

Non ti arrabbiare. Sembra strano a dirsi, ma l'emozione della rabbia è molto comune, e spesso misconosciuta. Tutti noi sappiamo cos'è la rabbia, l'abbiamo provata, è insita nell'essere umano, è una delle emozioni primordiali. In questo frangente probabilmente provi rabbia perché è una situazione difficile, "perché proprio a me", perché magari hai cercato di vivere una vita salutare ma il tuo corpo è andato incontro comunque alla malattia, oppure ti arrabbi col tuo corpo che ti ha in qualche modo tradito. La rabbia in sé ti drena energie, e non ha di per sé un connotato positivo o negativo. Sono energie che però possono essere utilizzate meglio, che puoi convogliare nel processo di guarigione. Sta a te riconoscere questi meccanismi e utilizzare al meglio questa energia per trarne vantaggio.

Non ti preoccupare. Questo non significa che devi agire incoscientemente, o sottovalutare le sfide e i compiti che incontrerai, ma che devi avere la fiducia che ciò che fai darà i suoi risultati. Non aggiungere gratuitamente ansia con i vari "e se" che la mente inevitabilmente produce a ritmo serrato.

Anche in questo caso la preoccupazione ti drena energie che puoi utilizzare per il processo di guarigione. Cerca di vedere le cose con obiettività, attieniti ai fatti, non ti incastrare nel vortice di ipotesi nefaste che la tua mente è sempre pronta a sfornare.

Sii umile. Non pensare di risolvere tutto in autonomia, sentendoti capace di reggere in solitudine il peso di questo percorso. Approfitta degli strumenti, dell'aiuto delle persone che ti sono vicine, accetta con umiltà il fatto che essere aiutati non sminuisce la nostra forza, ma la moltiplica.

Affronta il tuo percorso con onestà. Non mascherare agli altri e neanche a te le eventuali difficoltà che incontrerai, perché in questa fase sono normali. Non aver paura di mostrare debolezze, non c'è niente di strano e non c'è motivo di vergognarsi. Porta alla luce i dubbi, esplicita le emozioni che provi con sincerità: avrai un peso in meno da trasportare e più facilità nel viaggio verso la guarigione.

Sii compassionevole, sia verso di te che verso gli altri. Non è un percorso facile, non ti devi criticare per gli eventuali inciampi di percorso, ma tieni sempre a mente che ci vuole un gran coraggio per affrontare questa sfida, che sarà inevitabilmente fatta di alti e bassi. Allo stesso modo guarda con compassione chi ti sta vicino, che cerca di aiutarti e di rendere il tuo percorso più facile, considerando che probabilmente vive nella perenne sensazione di non avere conoscenze o strumenti adeguati per rendersi utile. L'obiettivo di tutti rimane la tua guarigione, e tutti cercheranno di dare il meglio di sé per perseguire questo obiettivo.

In ultimo trova ciò che ti dà forza e conforto e incorporalo nella tua routine quotidiana, cercando di entrare in connessione con te stesso. Può essere la preghiera, la meditazione, o anche la partecipazione a una comunità spirituale: tutte queste cose possono offrire sostegno e ispirazione.

Le storie di speranza e ispirazione di altri pazienti e familiari possono anche aiutarti a trovare forza e coraggio. Ascolta le loro esperienze e impara da loro come hanno superato le sfide e trovato la guarigione. Puoi anche condividere le tue storie con gli altri e creare legami di solidarietà e comprensione. Molto spesso ci si trova quasi smarriti, in balia degli eventi, e ascoltare e condividere queste sensazioni con chi ha già avuto queste esperienze può aiutare a ritrovare la rotta, e ad averne conforto.

Cerca di mettere in pratica i tuoi valori spirituali nella tua vita quotidiana, consapevole che questa è la parte più difficile e impegnativa ma che dà più soddisfazione. Sii gentile con te stesso e con gli altri, stai percorrendo una strada difficile, e chi ti sta a fianco la percorre con te e lo fa con amore. Perdonati e perdona gli altri, per le volte in cui riterrai che tu o qualcun altro abbia sbagliato qualcosa. Prova gratitudine per ciò che hai e per ciò che puoi fare, perché non bisogna dare niente per scontato. Apriti al cambiamento e alla crescita, che sono le tappe fondamentali di una vita degna di essere vissuta.

La guarigione spirituale è un processo continuo che richiede impegno e dedizione, che va di pari passo con gli altri aspetti. Non ci può essere una guarigione completa se si ignorano alcune parti di questo processo. Non scoraggiarti se incontri ostacoli o dubbi lungo il cammino, fa parte del processo di crescita e guarigione e hai tutti i mezzi per superarli.

La tua pagina

5. Ritorno alla Vita Quotidiana

L'obiettivo dell' intervento cardiochirurgico è sempre quello di far sì che chi lo affronta possa poi tornare alla propria vita quotidiana, alla sua normalità. Chiaramente si tratta di un processo graduale e a tratti può essere impegnativo, con lo scopo di riprendere le normali attività e adattarsi a un nuovo stile di vita sano.

Riprendere le attività quotidiane, come lavorare, fare la spesa o prendersi cura della casa e della famiglia, richiede tempo e pazienza. Ci si potrà trovare nella situazione di sentirsi deboli, ancora malati, e quindi adottare una gestione conservativa di questa fase, muovendosi il meno possibile, facendo il meno possibile, aspettando un miglioramento. Oppure ci sarà chi vorrà rimettersi in moto immediatamente, ritornare in pochi giorni a lavorare a tempo pieno, a riprendere tutte le dinamiche precedenti. Queste due condizioni sono ovviamente estremi, e altrettanto chiaramente il segreto sta nell'equilibrio. È necessario ascoltare il proprio corpo e le proprie sensazioni, cercare di fare ogni giorno qualcosa in più tenendo presente che sarà comunque necessario uno sforzo, ma che questo poi darà i suoi frutti.

Il processo di recupero è come allenarsi per una maratona

Pensiamo a un atleta che si allena: durante i vari allenamenti dovrà ogni volta aumentare l'intensità se vorrà avere dei risultati in termini di miglioramento, con un obiettivo da raggiungere ben definito, come ad esempio correre una maratona. Questo è un passaggio fondamentale: l'obiettivo deve essere ben definito. In tutti i percorsi, in tutti i viaggi, sia che siano astratti o fisici, già alla partenza è fondamentale definire con precisione la meta da raggiungere. Se parto per un viaggio in macchina dovrò impostare il navigatore, e per fare ciò mi serve definire un indirizzo preciso che voglio raggiungere. Allo stesso modo, all'inizio del percorso di guarigione deve essere ben chiara la meta: la guarigione completa. Solo così si ha una rotta ben definita da seguire.

Analogamente, dopo un intervento cardiochirurgo l'obiettivo è il ritorno a una vita normale: sarà necessario un "periodo di allenamento" fatto di piccoli passi quotidiani per raggiungere il risultato. In questo percorso è molto importante seguire le raccomandazioni dei medici per garantire una transizione sicura e graduale. Non esitare inoltre a chiedere aiuto ai tuoi familiari, amici o professionisti se ne hai bisogno. Ci sono molti strumenti che possono aiutare in questa fase, e non c'è motivo per non utilizzarli.

Una volta che si è ritornati a una vita normale è fondamentale ricordarsi che si ha in mano un patrimonio da gestire con i guanti. Adattarsi a un nuovo stile di vita sano è fondamentale per prevenire ulteriori problemi cardiaci. Anche in questo è importante seguire i consigli dei medici, ma di base ci sono tre fattori fondamentali: mantieni una dieta equilibrata, fai esercizio fisico regolare e impara a gestire lo stress in modo efficace. Questi sono i tre pilastri su cui costruire la propria salute. Chiaramente non è necessario essere autodidatti: è molto utile anche consultare un nutrizionista, un fisioterapista o uno psicologo per ricevere consigli personalizzati.

Il ritorno alla vita quotidiana dopo un intervento cardiochirurgico è una sfida che richiede coraggio, determinazione e costanza. Ci saranno momenti di euforia in cui si vorrà strafare e momenti in cui ci si sentirà completamente drenati da qualunque energia. Questi alti e bassi sono normali in questo viaggio, ma non devono distogliere l'attenzione dalla meta finale. Si deve sempre ricordare che non si è soli in questo percorso e che si può contare sul sostegno di molte persone che ci vogliono bene. Vivi

con orgoglio i tuoi progressi e celebra i tuoi successi,
non è una strada facile ma la stai percorrendo.

6. Comunicazione e Supporto tra Pazienti e Familiari

Come già detto precedentemente, il percorso di recupero verso la guarigione è un percorso attivo, in cui è necessario valutare diversi aspetti. Uno di questi è il supporto della rete di contatti, a partire dalla famiglia e proseguendo con il cerchio di persone vicine.

Questo è un patrimonio che non è scontato, e non sarebbe saggio sprecare questa possibilità.

La comunicazione e il supporto tra te e i tuoi cari sono essenziali per il tuo recupero.

Il consiglio che ti do è quello di parlare apertamente con i tuoi familiari e amici delle tue paure, dei tuoi disagi, delle preoccupazioni che inevitabilmente incontrerai, ma anche dei successi e dei progressi a cui andrai incontro.

Spesso la tendenza è a chiudersi in sé stessi, adducendo come motivazione che nessuno può capire quello che provi e senti, e si cerca di affrontare tutto da soli. O al contrario, a volte ci si crogiola nelle attenzioni e nell'affetto che si ricevono in questa fase, sentendosi lusingati e "godendosela" un pò.

Ricorda che questo processo
non è solo tuo.

Anche chi ti sta vicino, seppure in maniera indiretta, percorre questo viaggio.

Da questo lato della barricata il viaggio inizia già dal giorno dell'intervento. Spesso i parenti possono salutare il proprio familiare che transita verso la sala operatoria, a volte neanche ci riescono. E inizia l'attesa. Passano le ore, si aspetta, con la mente che ovviamente ipotizza tutte le disgrazie possibili. Ci si chiede se si rivedrà il proprio familiare, o se magari sarà l'ultima volta che ci si è salutati. Ci saranno pensieri su cose dette e non dette, su faccende irrisolte. Il tempo non passa mai, e non si hanno notizie su come procede l'intervento per molte ore. La televisione ci ha abituato a interventi che durano dieci minuti e ogni due minuti il medico aggiorna in tempo reale i familiari. In realtà non è così, l'equipe in sala operatoria inizia l'intervento e lo finisce, sia che duri quattro ore oppure quindici, e solo a fine intervento si danno notizie ai familiari.

Quando poi la fase dell'intervento vero e proprio è conclusa, si passa ai primi giorni post-intervento. Ci sono preoccupazioni, emozioni, molto spesso senso di impotenza nel volere migliorare la condizione di chi in prima persona ha affrontato l'intervento, ma non si sa con chiarezza come fare. Ci si vorrebbe far carico della sofferenza, sia fisica che mentale e emozionale del proprio caro, e c'è frustrazione nel non poterlo fare. Mi capita spesso che i parenti della persona operata mi chiedano cosa possono fare per aiutare nel miglior modo possibile, prodigandosi in ogni modo a spianare la strada e a scongiurare tutti i possibili ostacoli del percorso di guarigione. La maggior parte delle volte c'è la precisazione "guardi dottore, io sono molto razionale come persona, non mi faccio travolgere dalle emozioni". Ebbene, se un proprio caro va incontro a un intervento di questa portata questa fantomatica razionalità vacilla.

Per questi motivi il percorso di guarigione è da affrontare assieme. Tu in prima persona cerca di essere la versione migliore di te in quel momento, esprimendo le tue necessità, evitando di chiuderti e di nascondere le tue emozioni. Allo stesso tempo, ascolta i tuoi cari, le loro preoccupazioni, e offri loro il tuo sostegno a tua volta. Ricorda che siete un team e che lavorate insieme per il tuo recupero. Accetta con gratitudine il sostegno che ricevi e ricambia con amore.

La tua pagina

7. *Pianificazione per il Futuro e la Salute a Lungo Termine*

Come già visto, il percorso verso la guarigione è un viaggio lungo, con alti e bassi, in costante evoluzione. In realtà non c'è un termine preciso: questa ricerca della salute personale, intesa in termini sia fisici che mentali e emozionali, continua per tutta la vita. Per questo motivo pianificare il tuo futuro e la tua salute a lungo termine è un passo cruciale nel tuo percorso di guarigione.

La ricerca della salute continua

per tutta la vita

Superata la fase iniziale, in cui l'ondeggiare tra giorni di euforia in cui ci si sente benissimo e giorni in cui tutto sembra buio è molto più marcato, col passare del tempo si instaura una sorta di equilibrio, una nuova stabilità. Sta a noi creare questa stabilità, che sarà il frutto delle scelte prese nell' immediato periodo dopo l'intervento e conseguenti alla pianificazione che avremo fatto.

Sarà estremamente utile discutere con i medici delle tue esigenze e dei tuoi obiettivi, in modo da poter elaborare insieme una strategia per perseguirli. Dovrai seguire attentamente le raccomandazioni che ti verranno date, e comunicare con costanza i tuoi progressi, evitando di trascurare i controlli periodici e seguendo con precisione le terapie prescritte. È infatti facile appena ci si sente meglio sentire una sorta di "moto di ribellione" e magari non prestare la dovuta attenzione a queste cose, ma questo è proprio il punto della necessità di una pianificazione a lungo termine.

Dopo l'intervento avrai una sorta di capitale che ti dovrai tener ben stretto. Mantenere uno stile di vita sano, compresa una dieta equilibrata, esercizio fisico regolare e gestione dello stress, è fondamentale per prevenire ulteriori problemi cardiaci.

Il consiglio che ti do è quello di riflettere sulla tua esperienza, e riconoscere i cambiamenti positivi che hai fatto e continuerai a fare nella tua vita. Continua a impegnarti per migliorare la tua salute e il tuo benessere.

Chiaramente non è un processo semplice, pianificare il tuo futuro e la tua salute a lungo termine è una sfida che richiede responsabilità e motivazione. Non dimenticare che sei tu il protagonista della tua vita, e che hai il potere di scegliere come vivere. Sii ottimista e guarda il tuo futuro con fiducia, consapevole che ci saranno momenti di difficoltà ma avrai il supporto di tutte le persone che ti vogliono bene.

Sei tu il protagonista della tua vita

La tua pagina

8. Un Percorso di Guarigione Condiviso

Come abbiamo visto insieme, e se hai affrontato un intervento cardiochirurgico lo sai già (che si tratti di te in prima persona o di un tuo familiare), la guarigione può essere un percorso impegnativo e complesso. È fondamentale tenere presente che chi affronta questo percorso non lo affronta in solitudine, ma può avvalersi del supporto dei professionisti della salute, dei propri cari e di tutte le risorse disponibili per affrontare questo viaggio.

Il processo di guarigione richiede tempo, pazienza e costanza, e coinvolge le varie sfere della nostra vita, fisica, emotiva, mentale e spirituale. Questi fattori son ugualmente importanti per una guarigione completa.

Il processo di guarigione richiede tempo, pazienza e costanza

Dal punto di vista fisico è necessario seguire con attenzione le istruzioni dei medici e adottare uno stile di vita sano, che includa una dieta nutriente e bilanciata e attività fisica regolare.

Dal punto di vista mentale la gestione dello stress è fondamentale per favorire la guarigione. Questo campo viene spesso preso sottogamba, ma ormai al giorno d'oggi ci sono numerose tecniche di gestione dello stress, si tratta di trovare quella che più sentiamo nostra.

Il supporto emotivo è altrettanto importante durante il processo di guarigione. Può essere necessario ricorrere a un professionista, o se facilmente raggiungibili partecipare a gruppi di supporto per condividere le proprie esperienze e ricevere il sostegno di persone che si trovano nella stessa situazione o hanno esperienza del medesimo percorso.

Infine, e spesso viene dato per scontato ma in realtà non lo è, il coinvolgimento dei familiari, dei propri cari e degli amici nel processo di guarigione è essenziale. Sono le persone con cui abbiamo rapporti più stretti, e con cui ci sentiamo meno indifesi nell'aprirci e nell'esternare i nostri dubbi o preoccupazioni. Sono una importantissima fonte di supporto nell'affrontare le sfide e nel raggiungere la completa guarigione.

Come già detto all'inizio, un intervento cardiochirurgico cambia la vita, sia di chi lo affronta in prima persona che dei familiari. La guarigione è un percorso condiviso, che richiede il supporto dei professionisti della salute, dei cari e di tutte risorse disponibili. La gestione dello stress, lo stile di vita sano, il supporto emotivo e il coinvolgimento dei cari sono tutti fattori chiave per contribuire alla guarigione.

Con l'impegno personale e il supporto adeguato, l'obiettivo di raggiungere la piena ripresa e tornare a godere di una vita attiva e soddisfacente è perfettamente conseguibile.

La tua pagina

9. *Conclusioni*

Siamo alla fine di questo libro. Avrai letto queste pagine spesso riconoscendoti in ciò che viene descritto, in altri casi avrai riconosciuto pensieri o comportamenti di un tuo familiare. Il libro nasce con una focalizzazione sull'evento dell'intervento cardiochirurgico, ma tutto ciò che viene descritto può essere applicato a qualsiasi tipo di intervento chirurgico importante, o addirittura a qualsiasi trauma, sia esso fisico o meno, a cui andiamo incontro nella nostra vita.

Ognuno di noi ha i suoi metodi e i suoi strumenti per affrontare gli eventi e i momenti difficili, e spero che questo libro ti abbia fatto rientrare in contatto con i tuoi strumenti personali, o te li abbia fatti riscoprire.

Alla fine di ogni capitolo c'è una pagina vuota, la "tua pagina", che serve a te per scrivere la tua parte di quel capitolo, le tue tecniche, il tuo modo di affrontare quell'argomento. Ti consiglio di rileggere poi con calma questo libro: nasce con lo scopo di avere diversi livelli di lettura, che se vuoi puoi scoprire di volta in volta. Se lo rileggi, soffermati sulla frase o la parola che ti colpisce, anche se nell'immediato non sai il perché. Rifletti, concentrati o medita su questa, e arriverà la risposta che cerchi. Il mio intento è di risvegliare e far fiorire in te la tua innata capacità di guarigione.

Se vuoi condividere la tua esperienza e credi che possa essere di aiuto ad altre persone, non esitare a scrivermi a *TheHeartReborn@gmail.com*

Ti ringrazio.

La tua pagina